AF232309

MÉNINGITE ANORMALE

DUE PROBABLEMENT

AU BACILLE TYPHIQUE

PAR

E. ADENOT

Interne des hôpitaux de Lyon,
Aide-d'anatomie à la Faculté de de médecine.

Note présentée à la Société des Sciences médicales.

LYON .

ASSOCIATION TYPOGRAPHIQUE

F. PLAN, RUE DE LA BARRE, 12.

1889

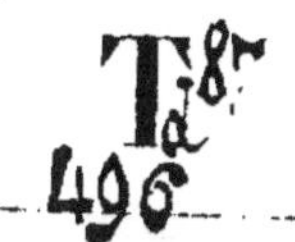

MÉNINGITE ANORMALE

DUE PROBABLEMENT

AU BACILLE TYPHIQUE

PAR

E. ADENOT

Interne des hôpitaux de Lyon,
Aide d'anatomie à la Faculté de de médecine.

Note présentée à la Société des Sciences médicales.

LYON

ASSOCIATION TYPOGRAPHIQUE

F. PLAN, RUE DE LA BARRE, 12.

1889

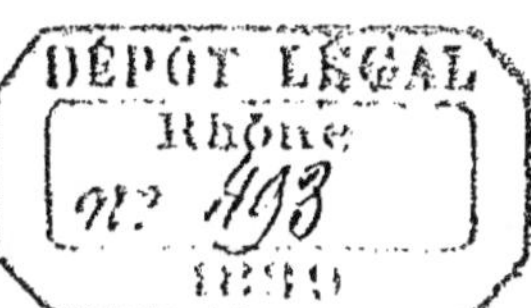
DÉPÔT LÉGAL
Rhône
n° 493
1889

MÉNINGITE ANORMALE

DUE PROBABLEMENT AU BACILLE TYPHIQUE

Alors que nous avions l'honneur d'être l'interne de M. le docteur Clément, nous eûmes l'occasion d'assister à l'évolution d'une méningite aiguë à forme anormale chez une femme âgée de 42 ans. Nous avons cultivé le liquide des méninges et trouvé un bacille dont les ressemblances avec le bacille typhique sont si étroites, que nous avons cru pouvoir hardiment conclure qu'il s'agissait bien du bacille d'Éberth. Nous aurions donc à étudier deux choses bien distinctes dans ce travail : *premièrement* le fait clinique qui, ainsi qu'on le verra, mérite d'être signalé, puisqu'il a donné lieu tout d'abord à une erreur de diagnostic difficile à éviter, erreur qui put être d'ailleurs corrigée bientôt par l'apparition de nouveaux symptômes ; et, *deuxièmement*, la partie bactériologique qui se rapporte à notre cas de méningite. Mais nous nous bornerons à indiquer ici les résultats de nos recherches bactériologiques, nous réservant de les décrire ailleurs plus en détails. Nous tenons dans tous les cas dès maintenant à bien faire ressortir que nos recherches ont été contrôlées par M. le professeur Arloing, et que M. le docteur Rodet, chef des travaux de médecine expérimentale, a bien voulu nous guider pour ainsi dire pas à pas dans les détails délicats de nos cultures et de nos inoculations. Le docteur Rodet a, en outre, longuement discuté devant nous à maintes reprises les caractères du microbe que nous avions trouvé dans la sérosité des méninges de notre malade. Il ne nous a ménagé ni ses conseils ni son temps. Nous l'en remercions vivement. L'intervention de ces deux maîtres dans nos recherches constitue une preuve de leur importance et une garantie de leur exactitude.

Le 31 mars 1888, entrait à la salle des Troisièmes-Femmes, n° 34, service du docteur Clément, une femme, M. M..., âgée de 42 ans, couturière, demeurant à Lyon, chemin de Baraban. Les antécédents fournis par la malade sont très succincts. On ne sait rien sur son hérédité. Il n'y a rien de particulier à noter dans ses antécédents personnels. Elle est mariée et a des enfants. Elle répond d'ailleurs assez mal aux questions, elle est distraite, son intelligence paraît cependant à peu près normale. Elle n'a jamais eu de crises nerveuses dans son enfance. Sensation douteuse de boule pharyngienne.

Il y aurait huit mois environ qu'elle se sent malade sans pouvoir préciser la nature de cette indisposition. Elle se plaint de douleurs vagues dans l'abdomen et le côté droit.

Ménopause depuis huit mois. Cette particularité suffit peut-être à expliquer les malaises dont elle se plaint.

On ne constate rien d'anormal, ni du côté des poumons, ni du côté du cœur.

La langue est un peu rouge sur les bords, les fonctions digestives sont à peu près normales, sauf une constipation légère habituelle. Pas de vomissements. L'abdomen est volumineux ; adipose très marquée des parois.

La pression est douloureuse au niveau de la partie médiane au-dessus de l'ombilic. Pas de douleurs dans les fosses iliaques.

Pas de signes d'entéroptose, ni de néphroptose.

Jamais de douleurs rhumatismales.

Rien du côté du vagin.

La pression, même légère, au niveau des espaces intercostaux inférieurs droits, est douloureuse ; il existe en ce point une véritable hyperesthésie de la région.

Pas d'anesthésie cutanée, ni des muqueuses. La malade semble d'une intelligence moyenne, elle rit presque constamment, parle beaucoup et avec une grande volubilité. Parfois elle éclate de rire quand on lui adresse la parole, et souvent répond mal ou refuse de répondre.

En somme, les phénomènes nerveux n'indiquent rien de bien particulier et peuvent être mis sur le compte d'une névropathie banale.

Les urines traitées par l'acide azotique donnent un précipité assez abondent d'urates. Rien par la chaleur. Pas de fièvre.

L'étiquette proposée fut celle de névropathie hystérique. La malade jusqu'au 3 avril ne présenta rien de spécial ; mais la scène changea brusquement à cette date : des phénomènes nerveux s'annoncèrent avec une forme dramatique qui ne laissait plus de doute sur la gravité de l'affection et sur sa nature véritable.

4 avril. Hier, raconte la sœur du service, la malade a pris une crise nerveuse, sans perte complète de connaissance, sans convulsion. A la suite de cet accès elle aurait eu une sorte de délire incohérent. Au moment de la visite elle n'accuse pas la moindre céphalalgie.

5 avril. Depuis sa crise, elle présente des troubles intellectuels, un peu d'incohérence, des hallucinations, pousse des cris, répond très mal aux questions ; elle fait des grimaces et des mouvements carphologiques. Elle cherche constamment à sortir de son lit, se débat, sourit ou tend à pleurer sans motif. Elle présente une petite ulcération du bout de la langue ; probablement il s'agit d'une morsure pendant la crise du 4 avril.

6 avril. L'état de la malade s'aggrave, la bouche est sèche. Véritable obnubilation intellectuelle. La figure est grimaçante, sardonique par intervalle. Elle fait des mouvements incessants, sans but, choréiformes presque des membres supérieurs, comme si elle était atteinte d'une fièvre ataxo-adynamique grave. Pas de vomissements.

Température 38°,3.

Les *urines* sont peu abondantes, un demi-litre par jour. On l'a sondée deux fois ce matin.

Les urines ne contiennent pas de pus, sont très foncées, plutôt fébriles. Précipité abondant d'urates par le refroidissement. Filtrées et traitées par la chaleur, elles donnent à peine un très léger trouble. L'acide azotique détermine un précipité d'acide urique très considérable, mais s'il y a de l'albumine, c'est en quantité insignifiante.

Urée, 13 gr. 5 par litre.

Pas de nouvelle crise. Traitement : chloral, 6 gr., lavements purgatifs.

7 avril. Température hier soir, 38°,5 ; ce matin, 38°,8.

Ce matin la malade est encore dans un état plus grave qu'hier. Obnubilation intellectuelle. Le regard est incertain ; cependant elle suit encore du regard et reconnaît les personnes qui sont autour d'elle.

Pas de clignotement.

La figure est toujours grimaçante, sans déviation apparente de la face. Expression stupide et souriante du visage. De temps en temps de petits soubresauts dans les membres.

Gêne de la déglutition, mais il est impossible de savoir si la malade fait des efforts pour avaler.

Pas de strabisme. Les pupilles sont plutôt atrésiées, répondent assez bien à la lumière. La droite peut-être est un peu plus large que la gauche.

Pas de vomissements, pas de diarrhée ; la malade a de la constipation.

Le ventre est gros, mais souple et la raie méningitique se produit très facilement. La malade ne parle pas, elle fait quelques mouvements avec les lèvres, comme si elle voulait prononcer quelques paroles, mais elle n'articule rien. Cependant elle meut la langue, les bras, les jambes, et exécute les mouvements qu'on lui commande, quoique imparfaitement. Somnolence marquée. Pas d'œdème.

Elle n'a pas repris de crises cette nuit.

Température 38°,3, le soir. Pouls 108, régulier. Respiration légèrement accélérée.

Traitement : potion, iodure de potassium, 0 gr. 50 ; suppression du chloral ; lavement purgatif ; lavement d'antipyrine, 4 gr. en deux fois.

8 avril. Mort à 9 heures du matin.

On n'a pu faire l'examen ophtalmoscopique. Après avoir mis de l'atropine hier dans les yeux, on pensait faire l'examen ce matin.

Pas de nouvelles crises dans la journée d'hier, mais la malade est restée absolument sans connaissance ; la respiration était stertoreuse.

Autopsie faite 24 heures après la mort ; on trouve ce qui suit :

Cœur normal. Rien à noter du côté de l'endocarde. Pas d'athérome de l'aorte, ni des gros vaisseaux.

Poumons normaux.

Reins congestionnés, volume normal ; la capsule se détache bien. Pas de lésions appréciables.

Système digestif : le foie paraît normal, mais un peu congestionné.

L'intestin, déroulé sur toute sa longueur, ne présente aucune ulcération ; plaques de Peyer normales, absolument saines.

Le gros intestin est absolument indemne de lésions.

Rien de particulier du côté de l'estomac, ni du duodénum.

Les ganglions mésentériques ne sont pas hypertrophiés, ni suppurés.

Rate non augmentée de volume.

Du côté de l'encéphale, congestion forte des méninges, qui ne sont pas adhérentes à la pulpe cérébrale. Rien à noter du côté de l'hexagone de Willis, pas d'obstruction des vaisseaux.

Liquide abondant qui s'écoule à l'ouverture de la dure-mère. Rien sur les coupes de Pitres ; les ventricules cérébraux ne sont pas dilatés par une quantité anormale de liquide. Infiltration abondante, gélatineuse de la pie-mère ; quelques plaques et traînées opalines, légèrement blanchâtres dans les sillons et en particulier dans les scissures de

Sylvius. Mais il ne s'agit pas là de pus véritable ; au microscope on constate simplement quelques globules blancs.

Pas de traces de tubercules.

Après avoir pris toutes les précautions désirables, je recueille avec une pipette du liquide des méninges. Pour cela, après avoir cautérisé un point de la pie-mère, nous introduisons l'extrémité de la pipette sous cette dernière, afin d'aller recueillir de la sérosité aussi loin que possible du point d'entrée. Cette sérosité fut ensemencée dans du bouillon de veau et décela la présence d'un microbe qui est probablement le bacille d'Eberth.

Le bacille a frappé les centres nerveux, c'est-à-dire le point faible de l'organisme de cette femme ; elle était une cérébrale, n'ayant pas, il est vrai, des lésions anatomiques des centres, mais des lésions dynamiques (hystérie). L'intoxication a été suraiguë ; si elle avait été moins intense, elle aurait abouti probablement à une localisation intestinale sur les plaques de Peyer et les ganglions mésentériques, en somme à une dothiénentérie banale.

Nous exposerons plus loin le résumé des résultats que nous avons obtenus. Auparavant il n'est pas inutile de faire ressortir quelques points particuliers à l'évolution de cette méningite. Tout d'abord la période prodromique fait pour ainsi dire défaut, la malade n'accusant pas de céphalalgie, ni de vomissement. A ce moment, il n'y a pas même d'agitation. Quel a été le point de départ de cette méningite ? quelle a été la porte d'entrée du bacille que nous avons trouvé ? Il est très difficile de s'en rendre compte. On n'a trouvé à l'autopsie aucune lésion osseuse, ni fracture, ni carie, ni affection de l'oreille. On notait simplement quelques phénomènes digestifs, d'ailleurs très discrets, tels qu'un léger ballonnement du ventre, un peu de rougeur sur les bords de la langue et de la constipation. Encore celle-ci ne ressemblait-elle pas à la constipation opiniâtre observée dans les cas de méningite.

Nous ne savons pas s'il existait quelques cas de fièvre typhoïde dans le quartier où habitait cette femme. Son entrée dans le service, le 31 mars, et le début des accidents ne survenant que le 4 avril, c'est-à-dire cinq jours après, il est probable que l'infection a eu lieu avant son entrée à l'hôpital ; mais la localisation bizarre du bacille d'Eberth ne pourrait-elle pas expliquer une durée moins longue de l'incubation et une infection dans le service même ? Quoi qu'il en soit, il se peut, à défaut d'autre chose, que l'infection primitive se soit faite par le tube digestif. Mais quelle a été la porte d'entrée ? est-ce la bouche, le pharynx ou l'intestin lui-même ?

Bien que Cornil, Netter, etc., parlent de la possibilité pour les méningites de se déclarer à la suite de la pénétration d'un microbe, soit par les fosses nasales, les sinus du crâne, rien n'autorise à admettre cette pathogénie pour le cas qui nous occupe. D'ailleurs, ces auteurs ont admis le fait pour les pneumocoques, pour le microbe de Friedlander.

Rappelons que Thost, Weichselbaum ont constaté de leur côté des méningites qui pourraient être dues à la même voie d'introduction.

Du reste, bien qu'il n'y ait pas eu dans le cas qui nous occupe de lésion apparente de l'intestin, l'infection a pu se faire par lui sans qu'il fût ultérieurement atteint ; ne voit-on pas, en effet, des tuberculoses expérimentales être produites par l'infection au niveau de l'intestin, bien que celui-ci ne montre souvent plus tard aucune ulcération tuberculeuse. Le veau peut prendre la tuberculose par l'intestin en buvant du lait tuberculeux. D'autres fois, au contraire, le microbe se fixe sur l'intestin.

On peut aussi ne pas saisir la voie de l'infection ; ainsi, la septicémie entrant par le doigt peut ne causer que des lésions dans l'aisselle sans laisser de traces sur son parcours.

Quelle que soit la porte d'entrée, l'infection a eu lieu ; aussi, de même que les méningites pneumococciennes sans pneumonies ont été admises par certains auteurs, ne pourrait-il pas se faire qu'il existât une méningite typhique sans fièvre typhoïde, une méningite qu'on pourrait appeler avec le docteur Dufourt, méningite *éberthienne*.

Il peut se faire qu'on démontre plus tard la possibilité des méningites, comme localisation primitive d'une foule de microbes, bien que cette localisation puisse n'être qu'exceptionnelle, et que les microbes en question aient leur localisation élective habituelle sur d'autres organes.

Cette digression montre qu'une infection primitive peut se faire bien loin de la région où elle se montre habituellement. L'analogie avec notre cas de méningite est évidente. Notre malade ne présentait aucune lésion typique de fièvre typhoïde, la première localisation a été celle des méninges. Peut-être d'ailleurs si la maladie avait été moins aiguë, aurait-il pu se faire une dissémination du germe dans les autres organes. On ne peut faire sur ce point que des hypothèses.

On voit par ce qui précède quelle est la pathogénie que nous admettons pour le cas de méningite qui nous occupe.

En outre, l'absence de localisation du microbe sur telle ou telle partie de l'encéphale peut rendre compte de la banalité des symptômes au début de l'affection.

Un autre point clinique sur lequel nous croyons pouvoir attirer l'attention est non seulement l'absence de la céphalalgie et de vomissement, mais encore l'absence de température initiale. Ces faits ont déjà été signalés surtout dans les méningites des vieillards dont la forme est essentiellement insidieuse.

La forme hilarante doit aussi être signalée. Cette forme très rare a été indiquée par Abercrombie dans son ouvrage sur les maladies de l'encéphale en 1832. Voici le passage de l'auteur : « On peut confondre la forme insidieuse de la mé-
« ningite avec une manie ou avec l'hystérie chez les femmes.
« On ne fait le diagnostic que trop tard. Le début a lieu
« par une dépression très grande des fonctions vitales qui
« disparaît subitement et rapidement pour faire place à une
« gaîté extraordinaire, que suit bientôt l'excitation mania-
« que. Les symptômes de cette anomalie de méningite sont :
« une rapidité remarquable dans les manières des malades,
« une loquacité continuelle, passant d'un sujet à un autre

« sans raison. Insomnie opiniâtre, pouls petit, fréquent.
« Parfois hallucination. Progrès très rapides. Souvent ter-
« minaison par convulsions, coma. Mais ordinairement la
« mort survient au plus haut degré de l'hyperstimulation
« sans coma. Cette forme est très commune chez les femmes
« délicates et irritables. »

Notre observation présente plus d'une analogie avec les
faits signalés par Abercrombie.

Cette forme particulière explique combien le diagnostic
peut être parfois difficile à établir et combien il doit être ré-
servé dans les cas douteux. Enfin, comme le dit très bien
l'auteur anglais, on se trouve exposé à la confondre avec
l'hystérie. L'erreur est d'autant plus excusable qu'il peut
s'ajouter, comme dans notre observation, quelques symptômes qui attirent encore l'attention vers une névrose. Notre
malade, en effet, se plaignait de ressentir une certaine constriction de la gorge qui a pu être confondue avec le phéno-
mène de la boule hystérique ; et en admettant que la sensation de constriction fût sous la dépendance directe de la
méningite, il était très naturel de la mettre sur le compte
d'un élément névropathique ; d'ailleurs celui-ci pouvait exister en réalité, les deux éléments méningitique et névropathique ne s'excluant pas réciproquement. Nous reviendrons
plus loin sur le diagnostic de la méningite aiguë et des
affections avec lesquelles elle peut être confondue ; ajoutons
seulement que l'hyperesthésie cutanée constatée chez notre
malade était loin de le simplifier.

Nous n'avons pas constaté de zone d'anesthésie ; dans certains cas cependant la présence d'une zone hystérogène ou
la simple existence d'une petite zone d'anesthésie peut mettre sur la voie du diagnostic. Nous devons à l'obligeance de
notre collègue M. Sigaud le résumé d'une observation très
instructive dans laquelle le diagnostic de méningite allait
être définitivement posé par le docteur Josserand, suppléant
le professeur Teissier dans son service, lorsque la découverte
de deux zones d'anesthésie symétrique sur les deux seins fit
revenir en arrière et affirmer, comme les événements le dé-

montrèrent, qu'il s'agissait en réalité simplement d'une hystérie.

La malade était une femme âgée d'une quarantaine d'années, envoyée par un médecin de la ville avec le diagnostic de méningite probablement tuberculeuse. La malade présentait un strabisme double interne, et arrivait à l'Hôtel-Dieu en plein coma. Les zones d'anesthésie firent affirmer une pseudo-méningite hystérique. En effet, trois jours après le coma se dissipa et la malade manifesta de la polyopie et de la macropsie. Enfin, elle sortit tout à fait guérie six jours après son entrée dans le service.

Quant à la constipation légère annoncée par notre malade, la rougeur des bords de la langue, le ballonnement très médiocre de l'abdomen, pouvaient faire penser à un simple embarras gastrique de peu d'importance. On a signalé des cas dans lesquels les symptômes avaient pu induire en erreur, surtout au début de l'embarras gastrique.

Quant à l'urémie, on ne pouvait y songer longtemps, la malade n'avait rien indiqué qui pût y faire penser. A son entrée dans le service, l'analyse des urines n'a révélé rien d'anormal. La malade ne présentait aucun œdème.

Plus tard, il est vrai, elle eut une diminution de l'urine et de l'urée, mais dans les méningites on observe des faits analogues. La température, en outre, ne suivait pas la marche des températures urémiques ; les faits signalés par M. le professeur Lépine et par le docteur Bouveret ne sont en somme que des exceptions ; ils montrent cependant qu'on ne peut se baser exclusivement sur la marche de la température pour faire le diagnostic.

Le plus ordinairement dans l'urémie, il existe de l'abaissement progressif de la température à mesure que l'état s'aggrave, et si une élévation se manifeste dans les formes convulsives, la chute de la courbe arrive avec le coma et peut descendre bien au-dessous de la température normale. Chez notre malade, rien de pareil ; la température, nulle à son entrée à l'hôpital, s'éleva brusquement avec l'apparition des symptômes graves, et bien loin de s'abaisser elle resta élevée jusqu'à la mort, le thermomètre marqua successivement 38°,3, 38°,5, et enfin 38°,3, le dernier soir, alors que la malade était dans la résolution complète et dans la période comateuse. Les antécédents de notre malade et l'autopsie ont montré qu'il ne s'agissait pas d'un cas d'urémie avec hyperthermie. Il est vrai que chez notre malade le pouls resta régulier et rapide; mais si l'irrégularité et le ralentissement du pouls sont de bons signes de méningite, si la fièvre dissociée est un excellent critérium permettant de baser un diagnostic, son absence ne peut trancher la question. Enfin il ne pouvait s'agir de *rhumatisme* cérébral, la malade n'a jamais eu de manifestation rhumatismale, ni avant son séjour à l'hôpital, ni pendant les derniers jours de sa maladie.

D'autres faits présentés par notre malade ont aussi quand on les groupe une certaine importance, les pupilles étaient inégales, la raie méningitique se produisait très facilement. Enfin l'autopsie confirma le diagnostic, les reins paraissaient absolument sains, la capsule se détachait sans la moindre difficulté. Il n'existait pas de lésion de néphrite. Or, les symptômes pour ainsi dire foudroyants manifestés par cette femme sont absolument incompatibles avec une absence de néphrite aussi caractérisée. Enfin l'examen bactériologique a permis de trancher la question. Nous en donnerons les détails plus loin.

Nous pourrions encore établir le diagnostic avec la fièvre typhoïde. Mais, actuellement, cela est au moins inutile. Notre malade ne présentait aucun symptôme de dothiénentérie déclarée. Avait-elle cependant la fièvre typhoïde? Puisque le bacille d'Eberth se trouvait dans ses méninges, ne s'agissait-il pas d'une simple méningite dans le cours d'une fièvre typhoïde? Nous avons déjà touché ce point délicat plus haut. Évidemment la forme clinique de l'affection qui nous occupe n'était pas celle d'une fièvre typhoïde. L'autopsie est absolument contraire à l'hypothèse d'une pareille interprétation. Notre malade n'avait pas plus la fièvre typhoïde que quelques-uns de ceux de Netter n'avaient de pneumonie, bien qu'étant affectés de méningite pneumococcienne.

Nous ne ferons pas ici le diagnostic de la méningite aiguë avec les autres affections qui peuvent la simuler, nous rappellerons brièvement un peu plus loin d'une façon générale les formes anormales de la méningite et les points qui permettent de la reconnaître quelquefois.

Mais peut-on, d'après l'allure spéciale de la méningite, d'après sa forme normale ou non, la rattacher à telle ou telle infection? En d'autres termes, y a-t-il une localisation spéciale des virus qui envahissent les méninges ou le cerveau? Existe-t-il une cause ou un ensemble de causes permettant d'affirmer qu'une méningite doit être rattachée à telle ou telle infection ?

On a bien classé les méningites en deux catégories : méningite tuberculeuse ou de la base, et méningite non tuberculeuse ou de la convexité. Mais il est impossible d'aller plus loin, encore cette distinction est-elle loin d'être une règle générale. Les virus se diffusent dans les éléments des méninges et du système nerveux central ; et suivant que cette diffusion a atteint les membranes ou les centres on pourra remarquer un ensemble de phénomènes qui se rattacheront à une infection des méninges cérébrales ou spinales à un envahissement de la pulpe nerveuse (cérébrale ou spinale) ou les deux à la fois. Pour que le virus puisse causer des accidents importants, il faut qu'il ait pullulé considérablement et déjà alors la diffusion s'est effectuée ; à plus forte raison lorsque l'infection se fait en bloc par le sang. Nous ne parlerons pas, bien entendu, des traumatismes circonscrits et des abcès localisés. Dans ces cas les symptômes répondent à la zone atteinte et ne dépendent pas du genre de microbe qui s'est développé en ce point ; or ces points sont essentiellement variables.

Dans le même ordre d'idées, Gendrin s'est demandé s'il existait ou pouvait exister un rapport constant entre la forme et l'intensité des accidents de la méningite et les lésions phlegmasiques? Peut-on, en un mot, des symptômes déduire la nature et l'étendue de la lésion suppurée ou non ? Ses tentatives sont restées infructueuses, mais il a pu poser quelques règles générales qui peuvent dans certains cas trouver leur application.

D'après lui, « dans les morts par l'exaltation du délire on « peut avoir du pus, mais ordinairement on ne trouve « qu'une forte injection de la pie-mère et une opacité légère « de l'arachnoïde.

« Tant qu'il n'existe qu'une injection vasculaire inflam- « matoire du cerveau et da la pie-mère avec une inflamma- « tion de l'arachnoïde encore à sa première période, on n'a « que des phénomènes d'exaltation, agitation, insomnies, « convulsions, céphalalgie intense. On a, au contraire, les « accidents de la stupeur, de la somnolence et du coma, « lorsque la congestion encéphalique est très considérable ou « dans les épanchements séreux ou purulents très abon- « dants.

« Si au début la congestion cérébrale est très grande, on « peut avoir des phénomènes simulant une invasion de l'a- « poplexie. » (Labadie-Lagrave.)

On voit par ce qui précède que le clinicien ne peut, le plus souvent, savoir à quel ordre de lésions méningitiques il a affaire, encore bien moins supposer contre quelle espèce de virus ont à réagir les éléments envahis. C'est seulement lorsque la méningite n'est qu'un épiphénomène d'une mala- die aiguë ou chronique qu'il peut la rattacher à sa vérita- ble origine et en saisir la pathogénie exacte. C'est ainsi qu'une méningite survenant dans le cours d'une pneumonie pourra assez facilement être rapportée au pneumocoque, comme plusieurs auteurs l'ont démontré. Mais lorsque la méningite est primitive, cela devient absolument impossible ; il n'y a guère que la méningite tuberculeuse dont on puisse affirmer la nature en dehors d'autres manifestations tubercu- leuses. Encore la cause en est-elle, qu'elle se développe de préférence chez les enfants, et chez les adultes on trouve le plus souvent une tare originelle ; quand cette indication fait défaut, la nature tuberculeuse de la méningite de l'adulte devient aussi très difficile à diagnostiquer. Hâtons-nous d'ajouter qu'en réalité la méningite tuberculeuse est extrêmement rare comme manifestation primitive de la tuberculose, même chez les enfants, et presque toujours, disait le docteur Perroud, on trouve des ganglions bronchiques caséeux à l'autopsie.

Si la nature de la méningite primitive est ordinairement difficile à apprécier, et même souvent impossible, il en est de même de la forme clinique lorsque celle-ci devient anormale, comme chez notre malade. Aussi dans ces cas les erreurs sont-elles fréquentes, sinon très préjudiciables.

Les formes anormales de la méningite aiguë sont importantes à signaler ; elles ont été étudiées bien des fois (Rilliet et Barthez, Labadie-Lagrave, Chantemesse, etc.). Nous n'avons pas l'intention d'étudier cette question, nous nous bornerons à passer rapidement en revue les affections avec lesquelles on peut, le plus ordinairement, confondre la méningite aiguë et à signaler les formes anormales les plus communément observées.

Quand on se trouve en présence d'un malade adulte ou d'un enfant qui présente des phénomènes cérébraux simulant plus ou moins une méningite, on doit songer tout d'abord à la possibilité d'une maladie infectieuse, telle qu'une variole, scarlatine, fièvre typhoïde, fièvre pernicieuse, une pneumonie, un érysipèle, ou bien à une éclampsie infantile. On pourra, s'il s'agit d'une affection de ce genre, établir le diagnostic en se basant sur les symptômes propres de la méningite, la raideur du cou, l'irrégularité du pouls, les troubles pupillaires.

Une fois ces diverses maladies éliminées, on éliminera à leur tour les affections cérébrales apyrétiques (les hémorrhagies cérébrales, les congestions, les tumeurs, le ramollissement).

S'il y a lieu on devra penser aussi aux encéphalopathies. L'encéphalopathie urémique ne s'accompagne pas de fièvre ordinairement, mais dans l'urémie on peut avoir des inflammations concomitantes, alors la fièvre accompagnée de désordres cérébraux peut faire croire à une méningite et faire méconnaître une urémie réelle, mais compliquée d'une phlegmasie viscérale, telle qu'une pneumonie, une péricardite, une méningite.

Les encéphalopathies alcooliques, saturnines, le coma épileptique, l'éclampsie peuvent parfois induire en erreur ; le thermomètre est alors d'un grand secours ; mais son importance n'est pas absolue. C'est ainsi que la congestion cérébrale s'accompagne souvent de fièvre ; dans l'encéphalopathie alcoolique Magnan a décrit une forme pyrétique ; enfin dans le coma épileptique, dans l'état de mal, on a parfois une fièvre très élevée (40°). Dans tous les cas il ne faut pas oublier qu'on peut observer de véritables méningites dans ces affections. Ainsi Labadie-Lagrave a vu une méningite soudaine se développer dans des circonstances insolites chez un homme ayant depuis quatre jours une attaque de *delirium tremens*. Le thermomètre indiqua le début de la méningite par une ascension brusque. Il existait du pus dans les méninges.

Enfin, la méningite peut exister, et la cause peut être fort variable, qu'il s'agisse d'encéphalite concomitante, de traumatisme, etc.

Un diagnostic important, mais souvent difficile, est celui des méningites secondaires. Il se présente deux causes d'obscurité ; tout d'abord on a une tendance à rapporter les symptômes à la maladie antérieure, et en second lieu le tableau est très incomplet ordinairement, de sorte qu'on ne fait le diagnostic que tardivement.

Par conséquent, tandis que plus haut nous indiquions la nécessité d'éliminer la variole. la scarlatine, l'érysipèle, la fièvre typhoïde, la pneumonie, le rhumatisme, etc., pour établir le diagnostic, maintenant nous avons à reconnaître une méningite dans ces affections aiguës.

Nous nous bornerons à remarquer que dans le rhumatisme cérébral ou plutôt dans la méningite rhumatismale le début est ordinairement brusque, la céphalalgie violente se montrant dans le courant du rhumatisme. Il est extrèmement rare que le rhumatisme cérébral ne soit pas précédé de localisations articulaires, mais celles-ci s'atténuent avec l'apparition des troubles cérébraux.

Parfois les accidents cérébraux semblent plutôt dépendants de l'hyperthermie, et dans ces cas, à l'autopsie, on ne trouve pas de lésions apparentes des centres nerveux.

Dans la méningite typhoïde on se fondera sur ce que dans la fièvre typhoïde à forme cérébrale, la céphalalgie est moins intense, le pouls fréquent ; la diarrhée, l'absence de vomissements, etc., aideront aussi à rester dans la bonne voie. De plus, disent Rilliet et Barthez, les désordres de la motilité (strabisme, etc.), quelquefois très précoces dans la méningite, n'existent jamais dans les premiers jours de la fièvre typhoïde. Quand il existe une méningite vraie, l'ascension brusque de la température, l'absence de rémissions matinales, etc., pourront faire éviter une erreur.

Enfin nous aurions à parler de la *méningite tuberculeuse* qui le plus souvent se développe chez des individus prédisposés et ayant eu déjà (nous parlons des adultes) d'autres manifestations tuberculeuses. Dans ces cas le diagnostic est plus facile que dans la méningite aiguë simple.

Nous pourrions encore insister sur le diagnostic des méningites secondaires aux pneumonies, etc., mais nous ne pourrions que répéter ce que disent les auteurs classiques. Un point qui touche de près à notre observation est celui des pseudo-méningites. Bouchut a signalé les *pseudo-méningites scarlatineuses chez les enfants*, ainsi que les *méningites avortées ou fausses méningites primitives des enfants*. Chez les hystériques on peut observer aussi des pseudo-méningites. Chantemesse, dans sa thèse, en relate un certain nombre ; nous en avons aussi cité un cas qui nous a été communiqué. Dans certains cas le diagnostic de la méningite tuberculeuse est si complet que jusqu'à de nouvelles manifestations le diagnostic reste forcément en suspens. La température ordinairement normale pourra aider aussi à trancher la question.

Il existe encore des faits analogues de Boissard et de Brun, très analogues au cas qui nous a été fourni.

Dans ces formes de névropathie le diagnostic est absolument impossible au moins pendant quelque temps, et on peut croire à une méningite qui en réalité n'existe pas. D'autres fois il s'agit bien de véritables méningites, comme dans notre observation, mais l'allure de la maladie est absolument anormale et fait dévier le diagnostic.

Nous ne faisons que rappeler la méningite à forme hystérique que Abercrombie a décrite. Labadie-Lagrave en a cité aussi un cas.

Nous ne pouvons que signaler ici les méningites anormales étudiées par Vivant (1), Chantemesse (2), Sornas (3), Juvigny (4).

On voit combien dans certains cas anormaux est difficile le diagnostic d'une méningite. L'examen du sang, les cultures et les inoculations permettront quelquefois de trancher la question. C'est ce que nous avons essayé de notre côté. Nous ne donnerons ici que le résumé de nos recherches qui sont exposées ailleurs plus en détail (5).

Examen bactériologique. — Après avoir avec des soins antiseptiques minutieux ouvert la cavité crânienne et la dure-mère, nous avons recueilli de la sérosité des méninges, et aussi avec les mêmes soins, du sang dans le cœur. Nous avons ensemencé des ballons avec ces deux liquides. Le sang n'a donné aucun résultat. Les cultures sont restées stériles, peut-être notre antisepsie a-t-elle été trop rigoureuse.

Les cultures faites avec la sérosité ont donné des bacilles analogues aux bacilles d'Eberth. De même des cultures en série sur gélatine et sur agar-agar ont fourni de belles

---

(1) Vivant. *Méningite tuberculeuse de l'adulte.* Paris, th. 1886.
(2) Chantemesse. Th. 1884, Paris.
(3) Sornas. *Méningite tuberculeuse à forme apoplectique.* Th. Paris, 1886.
(4) Juvigny. *Méningite tuberculeuse.* Paris, th. 1886
(5) *Arch. de médecine expérim.*, 1889.

colonies absolument pures. La gélatine n'a jamais été liqué-
fiée. Au point de vue morphologique, hâtons-nous de dire
que nos examens ont été faits dans des cultures humides.
Le bacille en question était ovoïde, présentant une granula-
tion à chaque extrémité et au milieu d'un espace clair. Les
éléments d'une culture présentaient d'ailleurs une aptitude
assez variable à fixer la matière colorante, ce caractère est
signalé comme appartenant aussi au bacille typhique. La
mobilité était très vive et tout à fait comparable à celle du
bacille d'Eberth. Cultivée en série sur gélatine, la forme du
bacille tendait à devenir plus courte, bien que conservant
sa forme générale. Chauffé vers 45° il s'allongeait considérablement au point de paraître 5 à 6 fois plus long que dans
les cultures à 30°. En même temps apparaissaient une série
de granulations au nombre de 3, 4, 5, ou même 6, dans la
longueur du bacille. Ces granulations étaient assez régu-
lières et un peu moins volumineuses que les granulations
terminales.

En outre, nous avons effectué sur des chiens, des lapins
et des cobayes, une série d'inoculations, soit par trépana-
tion, soit sous-cutanées et avec beaucoup de soins antiseptiques.

Chez les chiens trépanés nous avons constamment obtenu
une encéphalite suppurée. Les cultures ont montré dans la
pulpe cérébrale le bacille que nous avions inoculé à l'exclu-
sion de tout autre.

Inoculé dans le tissu conjonctif sous-cutané, il n'a pas
produit de pus.

Chez les lapins, les trépanations ont produit de l'encéphalite suppurée, les inoculations sous-cutanées ont causé tantôt du pus, tantôt pas de pus. Il semble que le lapin produise
plus facilement du pus avec notre bacille que le chien.

Inoculation aux cobayes : pas de pus.

Ces résultats diffèrent sensiblement de ceux obtenus par
Chantemesse et Vidal qui affirment que le bacille typhique
est incapable de produire du pus.

Neumann et Schaeffer (1) de même ayant trouvé dans une méningite suppurée un bacille très analogue au bacille typhique, croient qu'il ne s'agit pas du bacille d'Eberth proprement dit, car ce dernier ne produit pas de pus. Or, depuis les travaux du docteur G. Roux, chef des travaux biologiques à la Faculté, cette proposition n'est plus vraie.

Cet auteur a montré, en effet, que le bacille d'Eberth peut être pyogène dans certaines conditions. Il a étudié, en outre, deux cas de méningite cérébro-spinale avec microbes analogues au bacille typhique, mais l'un d'eux liquéfiait la gélatine ; il n'était donc pas identique au bacille d'Eberth. Quant à notre bacille, il a presque tous les caractères du bacille typhique. Cependant les cultures sur pommes de terre seules n'ont pas montré nettement l'aspect ordinaire des cultures du bacille d'Eberth ; elles étaient plus épaisses et présentaient une coloration légèrement brunâtre, fauve.

Quelle importance faut-il donner à ce fait ?

Aujourd'hui tous les auteurs n'accordent pas la même valeur à ces cultures sur pomme de terre. Le docteur Roux, en particulier, a obtenu des effets variés suivant le degré de cuisson de la pomme de terre, suivant sa coloration et selon qu'elle était nouvelle ou non.

Le docteur Rodet, qui a longuement étudié notre bacille, fait quelques restrictions relativement à son identité avec celui d'Eberth, tout en reconnaissant qu'il en possède tous les caractères. Dans l'état actuel de la science il est impossible de trancher la question.

Nous ne pensons pas qu'il s'agisse du *bacterium coli commune* d'Escherisch ; ce microbe est plus court que le bacille typhique et légèrement recourbé. Bien qu'il s'allonge aux températures élevées de 43° à 46°, il ne le fait pas autant que le bacille typhique.

Quant au *bacillus neapolitanus* d'Emmerich, il ne possède pas de mouvements propres.

---

(1) La traduction de ce mémoire nous a été donnée par le docteur G. Roux auquel nous adressons nos bien sincères remercîments.

Tels sont les résultats de nos recherches, nous croyons qu'il s'agit très probablement du bacille typhique.

Notre observation doit donc être rangée à côté de celle de Neumann et de Schaeffer et de Roux, bien qu'elle en diffère par certains points. Ces observations constituent des faits de méningites microbiennes bien différentes de celles dans lesquelles on a trouvé des pneumocoques. Sans doute des observations nouvelles viendront bientôt s'ajouter à ces faits encore isolés, pour constituer un ensemble de méningites microbiennes nettement *bacillaires*.

A la dernière heure, nous avons eu connaissance de la communication récente de Netter qui a, dans un cas de méningite, trouvé un bacille court, très mobile, et très analogue au bacille typhique, à l'exception de son mode de développement sur la pomme de terre (1).

Parallèlement à ces recherches, nous avons tenté de faire des cultures et des inoculations avec de la pulpe cérébrale d'un typhique qui avait présenté des troubles cérébraux graves.

Mirles déjà avait essayé des inoculations de ce genre. Il a trouvé une fois le bacille d'Eberth dans le cerveau d'un typhique. Il admet une relation entre le plus ou moins grand nombre de microbes et l'intensité des symptômes. Pour lui, l'asthénie cardiaque précoce serait due à la présence de colonies dans les parois des capillaires cardiaques.

Quant à nous, nous ne sommes pas arrivés à des résultats satisfaisants, et ne pouvant tirer aucune conclusion de ces expériences personnelles qui demandent de nouvelles recherches, nous préférons les passer sous silence.

(1) Netter, *Recherches sur les méningites suppurées.* (*Journal des connais. méd.*, 1889.)

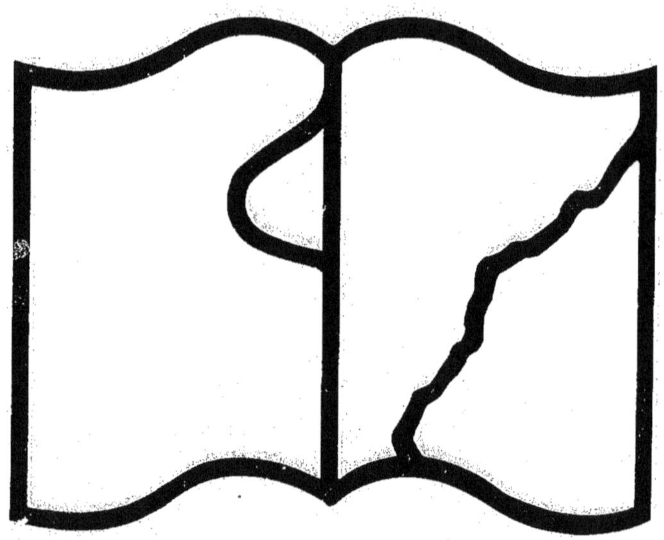

Texte détérioré — reliure défectueuse

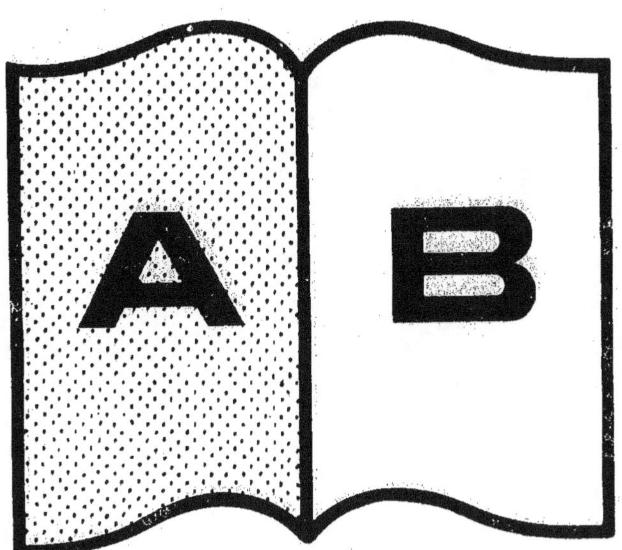

Contraste insuffisant

NF Z 43-120-14

www.ingramcontent.com/pod-product-compliance
Lightning Source LLC
Chambersburg PA
CBHW051205050726
47594CB00007B/3067